AF475279

DEUX ASCENSIONS AU MONT-BLANC

LYON. — IMP. D'AIMÉ VINGTRINIER, RUE BELLE-CORDIÈRE, 14.

DEUX ASCENSIONS

AU

MONT-BLANC

EN 1869

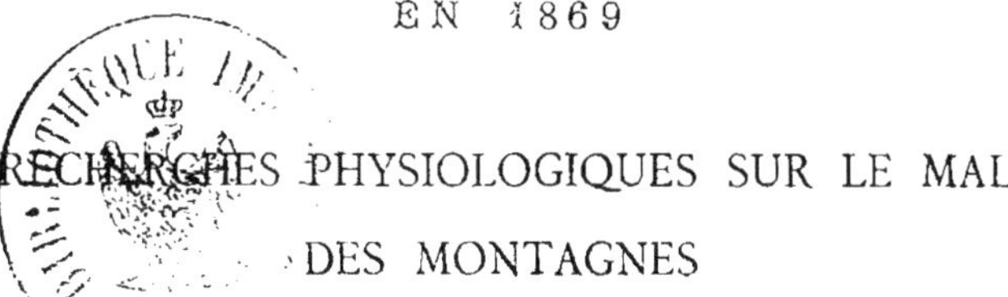

RECHERCHES PHYSIOLOGIQUES SUR LE MAL
DES MONTAGNES

PAR

M. L. LORTET.
DOCTEUR EN MÉDECINE ET ÈS-SCIENCES,
PROFESSEUR A L'ÉCOLE DE MÉDECINE DE LYON.

PARIS
VICTOR MASSON ET FILS
Place de l'Ecole-de-Médecine

1869.

DEUX ASCENSIONS

AU MONT-BLANC

§ I.

L'ensemble des troubles physiologiques et les malaises qu'on ressent à de grandes hauteurs, en s'élevant sur le flanc des montagnes, sont déjà connus depuis fort longtemps. Dès le quinzième siècle, ils furent observés et décrits par Da Costa sous le nom de *mal des montagnes*. Plus tard, tous les ascensionnistes, soit dans les Alpes, soit dans les Andes ou dans l'Himmalaya, notèrent ces perturbations singulières de l'organisme et firent des théories plus ou moins rationnelles pour les expliquer. La principale cause évoquée depuis de Saussure était tout simplement la raréfaction de l'air ; mais par quelle série d'actions et de réactions cette raréfaction agissait-elle sur le corps humain ? c'est ce que personne n'avait encore bien pu comprendre.

Pendant les ascensions aérostatiques on a pu aussi constater des troubles physiologiques plus ou moins considérables. Dans ces conditions, cependant, le problème est infiniment plus simple, puisque ces ascensions se faisant très-rapidement et sans aucune fatigue pour l'observateur, on peut laisser de côté toute la question d'efforts musculaires, d'usure des forces, d'insomnie, de mauvaise nourriture, etc. Nous verrons cependant que quoique les conditions soient bien différentes, certains troubles se rencontrent également dans les deux cas.

En 1804, Gay-Lussac et Biot parvinrent en ballon jusqu'à une hauteur de 4,000 mètres. Le pouls de Gay-Lussac s'était alors élevé de 62 pulsations par minute à 80; celui de Biot de 79 à 111.— Dans la mémorable ascension du 17 juillet 1862, MM. Glaisher et Coxwell atteignirent l'énorme élévation de 10,000 mètres. Avant le départ, le pouls de M. Coxwell était à 74 pulsations par minute; celui de Glaisher à 76. A 5,200 mètres, M. Glaisher comptait 100 pulsations, M. Coxwell 84. A 5,800 mètres, les mains et les lèvres de M. Glaisher étaient toutes bleues, mais non la figure. A 6,400 mètres, il entendit les battements de son cœur et sa respiration était très-gênée; à 8,850 mètres il tomba sans connaissance et ne revint à lui que lorsque le ballon fut revenu au même niveau. A 10,000 mètres, M. Coxwell ne put plus se servir de ses mains et dut tirer la corde de la soupape avec les dents! Quelques minutes de plus il perdait connaissance et probablement aussi la vie. La température de l'air à ce moment était de — 32. Mais dans les aérostats, l'observateur reste immobile, il dépense peu ou point de forces, et peut ainsi atteindre de grandes hauteurs avant d'éprouver les troubles qui arrêtent bien plus bas celui qui s'élève par la seule puissance de ses muscles sur les flancs d'une haute montagne.

De Saussure, dans son ascension au Mont-Blanc, le 2 août 1787, a bien rendu compte des malaises que ses compagnons ou lui-même éprouvaient déjà à une altitude assez peu élevée. Ainsi, à 3,890 mètres, sur le Petit-Plateau où il passa la nuit, les guides robustes qui l'accompagnaient, pour lesquels quelques heures de marche antérieures n'étaient absolument rien, n'avaient pas soulevé cinq ou six pelletées de neige pour établir la tente, qu'ils se trouvaient dans l'impossibilité de continuer; il fallait qu'ils se relayassent à chaque instant; plusieurs même se trouvèrent mal et furent obligés de s'étendre sur la neige pour ne pas perdre connaissance. « Le lendemain, dit de Saussure, en montant la dernière pente qui mène au sommet, j'étais obligé de reprendre haleine à tous les quinze ou seize pas; je le faisais le plus souvent debout, appuyé sur mon bâton; mais à peu près de trois fois l'une il fallait m'asseoir, ce besoin de repos étant absolument invincible. Si j'essayais de le surmonter, mes jambes me refusaient leur service; je sentais un commencement de défaillance et j'étais saisi par des éblouissements tout à fait indépendants de l'action de la lumière, puisque le crêpe double qui me couvrait le visage me garantissait parfaitement les yeux. Comme c'était avec un vif regret que je voyais ainsi passer le temps que j'espérais consacrer sur la cime à mes expériences, je fis diverses épreuves pour abréger ces repos; j'essayai, par exemple, de ne point aller au terme de mes forces et m'arrêter un instant à tous les quatre ou cinq pas; mais je n'y gagnais rien, j'étais obligé au bout de quinze ou seize pas de prendre un repos aussi long que si je les avais fait de suite; il y avait même ceci de remarquable, c'est que le plus grand malaise ne se fait sentir que huit à dix secondes après qu'on a cessé de marcher. La seule chose qui me fît du bien et qui augmentât mes forces, c'était l'air frais du vent du nord; lorsqu'en montant j'avais le visage tourné de ce côté et que j'*avalais* à grands traits l'air qui en venait, je pouvais sans m'arrêter faire jusqu'à vingt-cinq ou vingt-six pas (1). »

Bravais, Martins et Lepileur, dans leur célèbre expédition au Mont-Blanc en 1844, éprouvèrent et étudièrent les mêmes phénomènes. Sur le Grand-Plateau, en déblayant la tente en partie recouverte de neige, les guides s'arrêtaient à chaque instant pour respirer. Un secret malaise, dit M. le professeur Martins, se traduisait sur toutes les physionomies, l'appétit était nul. Auguste Simond, le plus fort, le plus grand, le plus vaillant des guides, s'affaissa sur la neige et faillit tomber en syncope pendant que le

(1) De Saussure, *Voyage dans les Alpes*.

docteur Lepileur lui tâtait le pouls. Tout près du sommet, Bravais, de si regrettable mémoire, voulut savoir combien de temps il pourrait marcher en montant le plus vite possible : il s'arrêta au trente-deuxième pas sans pouvoir en faire un de plus (1).

Tous les malaises éprouvés par les savants dont nous venons de parler et par beaucoup d'autres voyageurs, à de grandes élévations, ont été classés dans le tableau suivant par M. Le Roy de Méricourt :

Respiration. La respiration est accélérée, gênée, laborieuse ; on éprouve une dyspnée extrême au moindre mouvement.

Circulation. La plupart des voyageurs ont noté des palpitations, l'accélération du pouls, les battements des carotides, une sensation de plénitude des vaisseaux, parfois l'imminence de suffocation, des hémorrhagies diverses.

Innervation. Céphalalgie très-douloureuse, somnolence parfois irrésistible, hébétude des sens, affaiblissement de la mémoire, prostration morale.

Digestion. Soif, vif désir des boissons froides, sécheresse de la langue, inappétence pour les aliments solides, nausées, éructations.

Fonctions de la locomotion. Douleurs plus ou moins fortes dans les genoux, dans les jambes ; la marche est fatigante et amène un épuisement rapide des forces (2).

Ces troubles ne sont pas réguliers, ils n'arrivent pas tous en même temps et dépendent évidemment beaucoup des forces, de l'âge, de l'accoutumance, des efforts antérieurs, etc. Ces malaises semblent éprouver avec plus d'intensité les voyageurs dans les Alpes que dans d'autres régions du globe. Ainsi, au grand Saint-Bernard, dont le couvent ne se trouve qu'à

(1) Voyez Martins, *Deux ascensions scientifiques au Mont-Blanc*, dans la *Revue des Deux Mondes* du 15 mars 1865.

(2) Le Roy de Méricourt, *Dictionnaire des sciences méd.*, t. III, p. 407.

2,478 mètres d'altitude, la plupart des religieux deviennent asthmatiques (1). Ils sont obligés de redescendre souvent dans la vallée du Rhône pour se remettre, et au bout de dix à douze ans de service, ils sont forcés de quitter le couvent pour toujours sous peine d'y devenir complètement infirmes. Et cependant, dans les Andes et dans le Thibet il y a de très-grandes villes où tout le monde peut jouir d'une santé aussi bonne que partout ailleurs.

Quand on a vu, dit Boussingault (2), le mouvement qui a lieu dans les villes comme Bogota, Micuipampa, Potosi, etc., qui atteignent 2,600 à 4,000 mètres de hauteur; quand on a été témoin de la force et de la prodigieuse agilité des toréadors dans un combat de taureaux à Quito, à 3,000 mètres; quand on a vu enfin des femmes jeunes et délicates se livrer à la danse pendant des nuits entières dans des localités presque aussi élevées que le Mont-Blanc, là où de Saussure trouvait à peine assez de force pour consulter ses instruments, et où ses vigoureux montagnards tombaient en défaillance en creusant un trou dans la neige; si j'ajoute encore qu'un combat célèbre, celui du Pichincha, s'est donné à une hauteur peu différente de celle du Mont-Rose (4,600 mètres), on m'accordera, je pense, que l'homme peut s'accoutumer à respirer l'air raréfié des plus hautes montagnes.

M. Boussingault pense aussi que sur les vastes champs de neige les malaises sont augmentés par un dégagement d'air vicié sous l'action des rayons solaires, et il s'appuie sur une expérience de de Saussure, qui a trouvé l'air dégagé des pores de la neige moins chargé d'oxygène que celui de l'atmosphère ambiante. Nous ne savons pas encore ce qu'il y a de positif dans cette assertion, mais ce qui est prouvé, c'est que dans certaines vallées creuses et renfermées des parties supérieures du Mont-Blanc, dans le

(3) Lombard, *Les climats des montagnes*. Genève, 1858.

(4) Boussingault, *Lettres à Alexandre de Humboldt*.

Corridor, par exemple, on est en général, en montant, si mal à l'aise, que pendant longtemps les guides ont cru que cette partie de la montagne était empoisonnée par quelque exhalaison méphitique. Aussi à présent, chaque fois que le temps le permet, passe-t-on par l'arête des Bosses, où un air plus vif empêche les troubles physiologiques de se produire avec une intensité aussi grande.

Malgré une lente accoutumance, certains animaux ne peuvent vivre au-delà de 4,000 mètres ; ainsi, les chats transportés à cette hauteur succombent invariablement après avoir été affectés de secousses tétaniques singulières. Ces secousses deviennent de plus en plus fortes, puis après avoir fait des sauts prodigieux, ces animaux succombent épuisés de fatigue et meurent dans un accès de convulsions (1).

L'endroit le plus haut, habité toute l'année, non pas seulement au Thibet, mais bien sur la terre entière, est le cloître Boudhiste de Hanlé, où vingt prêtres vivent à l'énorme altitude de 5,039 mètres. D'autres cloîtres sont bâtis à une hauteur presque égale dans la province de Gnari-Khorsoum, sur les rives des lacs Monsaraour et Bakous. Dans ces régions, on peut bien vivre pendant dix et même douze jours à 5,460 mètres et beaucoup plus haut probablement ; mais on s'y trouve mal à l'aise sans que la santé cependant y reçoive un coup mortel. Les frères Schlagintweit, quand ils exploraient les glaciers de l'Ibi-Gamin au Thibet, ont campé et dormi avec les huit hommes de leur suite, du 13 au 23 août 1855, à ces hauteurs exceptionnelles rarement visitées par un être humain. Pendant dix jours, leur campement le plus bas fut à 5,547 mètres ; le plus haut à 6,442 mètres, c'est-à-dire à l'altitude la plus considérable à laquelle aucun Européen ait jamais passé la nuit. Ces trois frères auxquels la science doit tant de

(1) Lombard, *Climat des montagnes*, p. 42.

découvertes remarquables, ont réussi, le 2 août 1856, à monter jusqu'à 6,706 mètres, sur un contre-fort du Sassar. Le 19 du même mois, ils ont atteint sur l'Ibi-Gamin la hauteur de 7,419 mètres, la plus considérable où l'homme soit encore arrivé sur une montagne (1). Dans les premiers temps, ils souffraient beaucoup dès que les cols qu'ils franchissaient atteignaient 17,000 à 18,000 pieds; mais lorsqu'ils avaient passé quelques jours à de grandes hauteurs, ils ne ressentaient plus, même à 19,000 pieds, qu'un malaise passager. Il est probable cependant qu'un séjour prolongé à une pareille altitude ne pourrait avoir pour la santé que des suites désastreuses dont on se ressentirait toute la vie.

Il y a trois ou quatre ans, l'illustre successeur de Faraday, M. le Dr Tyndall, pour faire des observations scientifiques, passa la nuit entière sur le sommet du Mont-Blanc, abrité seulement par une petite tente. Les guides qui l'accompagnaient furent tellement malades que le lendemain matin, de bonne heure, ils furent obligés de redescendre en toute hâte.

Cependant, malgré tant de faits et de preuves rapportés par ces hommes distingués et dignes de foi, j'étais resté un peu incrédule et je ne pouvais m'empêcher de croire que l'imagination ne jouât un très-grand rôle dans la production de ces phénomènes. J'avais escaladé souvent sur le massif du Mont-Rose, sans aucune difficulté et sans le moindre malaise, des hauteurs dépassant 4,300 mètres, et je ne pouvais croire que 500 mètres de plus étaient suffisants pour abattre un organisme qui avait bien supporté l'épreuve jusqu'à cette altitude. Maintenant, je suis forcé de l'avouer, j'ai été convaincu *de visu*, et même un peu à mes dépens, de l'existence bien réelle des malaises, qui, à partir de cette hauteur, atteignent celui qui respire et surtout celui qui se meut au milieu de cet air raréfié. Les instruments enregistreurs que j'ai eu la satisfaction

(1) Schlagintweit, *Reisen in Indien und Hoch-Asien.*

de pouvoir faire fonctionner sur la plus haute cime de l'Europe, nous donneront, en partie du moins, la clef du problème qui a occupé depuis si longtemps les physiologistes. Ils nous ont permis de généraliser aux corps vivants une des plus admirables découvertes de la physique moderne.

C'est donc dans le but de vérifier et d'étudier ces phénomènes encore très-obscurs dans leurs causes, que les 17 et 26 août 1869, nous nous sommes élevés deux fois jusqu'au sommet du Mont-Blanc, à 4,810 mètres d'altitude au-dessus de la mer.

§ II.

PREMIÈRE ASCENSION.

Le 16 août, mon ami le docteur Marcet, de Londres, et moi, nous nous mettons en route à sept heures du matin pour aller coucher aux Grands-Mulets, rocher qui s'élève comme une île au milieu des neiges de la base du Mont-Blanc. Le chemin serpente d'abord à travers les prairies sur la rive gauche de l'Arve. Après avoir passé le hameau des Pélerins et la cascade du Dard, il s'élève brusquement en lacets rapprochés au centre de l'épaisse forêt qui recouvre les derniers contre-forts de l'aiguille du Midi. A une très-faible hauteur déjà nous pouvons constater la perturbation que la marche ascendante amène dans la température intérieure du corps humain, perturbation que nous étudierons en détails dans un instant. Après deux heures et demie de montée, on arrive au chalet de Pierre-Pointue, petite auberge située à la base des Aiguilles, à 2,049 mètres d'altitude. Là, tous les appareils furent de nouveau mis en mouvement et étudiés avec soin.

A Pierre-Pointue finit le chemin à mulets. Plus haut cesse la végétation arborescente ; le sentier devient excessivement étroit et suit le bord d'un précipice profond qui domine le glacier des Bossons, au bord duquel on arrive après une heure de montée très-raide. Là s'élève un gros bloc de granit haut de 12 à 15 mètres, connu sous le nom de Pierre à l'échelle. Au pied de ce rocher on fait généralement une courte halte pour se reposer avant de traverser à la course le couloir de l'avalanche de l'Aiguille du Midi, large de 250 mètres, dans lequel dévalent à chaque instant avec une rapidité terrible des blocs de glace et des pierres détachées des hautes sommités. Ici, pour la première fois, on met le pied sur la neige qu'on ne quittera plus jusqu'au retour, si ce n'est pendant quelques heures sur le rocher des Grands-Mulets. La traversée du glacier des Bossons offre peu de difficultés : il nous faut cependant escalader d'énormes quartiers de glace, contourner des crevasses sans nombre ou les passer sur des ponts de neige. Nous montons de gigantesques escaliers reliés les uns aux autres par des rampes neigeuses inclinées de 40 à 50 degrés, dans lesquelles il faut tailler des pas, et enfin nous arrivons à trois heures aux Grands-Mulets sur lesquels on a établi une petite cabane de planches où nous nous installons pour passer la nuit.

Jusqu'ici (3,050 mètres), nous nous trouvons très bien ; personne ne ressent le moindre malaise ; nous avons tous un appétit excellent ; mais déjà nos appareils annoncent un trouble sérieux de la circulation, de la respiration et surtout de la calorification.

La nuit aux Grands-Mulets est horrible ; nous sommes cinq, nous deux plus trois Anglais, couchés côtes à côtes sur deux cadres rapprochés l'un de l'autre et recouverts d'un mince matelas. La barre de jonction se trouve juste sous mon épine dorsale, aussi m'est-il complètement impossible de fermer l'œil, et je soupire après le moment où il me sera permis de fuir cet instrument de supplice. Enfin, à une heure du matin nous nous habillons ; mais le temps nous paraît si peu sûr que nous n'osons nous mettre en route qu'à deux heures et demie, après avoir pris une tasse de café au lait, qui constitua mon seul repas jusqu'à mon retour à Chamonix. Le temps paraît s'améliorer, les étoiles brillent d'un éclat extraordinaire, mais nous n'avons point de lune, ce qui nous oblige à partir à la clarté des lanternes. Rien d'aussi tristement fantastique que cette marche, pendant de longues heures, sur ces rampes de neige, au milieu des crevasses et des éboulements de glace, guidée seulement par ces pâles lueurs mouvantes. Personne ne parle ; tout le monde paraît engourdi par le sommeil et le froid. Nous sommes tous reliés à une même corde à quatre ou cinq mètres de distance, et chacun cherche à mettre exactement les pieds dans les traces de celui qui le précède. Le silence solennel et profond de ces régions désolées n'est interrompu que par le cri que font entendre les bâtons qui piquent en cadence la neige dont la surface est glacée, et par le grondement sourd des avalanches qui, à chaque instant, se précipitent des hauteurs.

Bientôt les premières teintes de l'aube nous permettent de nous passer de nos lanternes qui sont abandonnées sur la neige. Une longue rampe inclinée de 45° est encore escaladée ; nous traversons une immense crevasse comblée par la neige, et nous arrivons au Grand-Plateau, vaste cirque de glace légèrement incliné, large d'une lieue dans tous les sens et qui s'étend immédiatement sous la dernière sommité du Mont-Blanc, entre le Dôme du Gouté et les Monts-Maudits.

Nous nous arrêtons là un instant pour respirer et pour répéter nos observations. Les guides prennent un peu de nourriture ; mais il m'est complètement impossible d'avaler une seule bouchée, quoique cependant je me sente encore parfaitement bien. Nous sommes à 3,932 mètres d'altitude. Comme le temps est tout à fait calme, on décide qu'au lieu de prendre la direction ordinaire, nous monterons sur le Dôme et que de là nous suivrons l'étroite et vertigineuse arête qui relie cette cime à la calotte du Mont-Blanc Nous nous remettons en marche, et, comme un long serpent, notre caravane se met à décrire des lacets sur la pente neigeuse qui s'élève à notre droite. Le soleil commence à colorer en rose les plus hautes cimes ; mais l'air est très-froid (— 8°). La température de la neige est très-basse : — 10° à la surface et — 15° à un décimètre de profondeur. Nous redoutons beaucoup d'avoir les pieds gelés; le cuir de nos souliers est devenu dur comme du bois, et il nous faut, tout en montant, battre fortement la semelle sur les pas taillés dans la glace, pour entretenir la circulation et la chaleur dans les orteils douloureusement engourdis. Ici pour tout le monde commencent à se faire sentir les effets de la raréfaction de l'air et de l'usure des forces musculaires. Nous montons avec une lenteur extrême ; nous éprouvons tous un sentiment de sommeil très-pénible à combattre et une céphalalgie occipitale intense, de la soif et de la sécheresse du gosier; pas de palpitations, mais un pouls misérable qui varie entre 160 et 172 par minute.

Arrivés à l'arête nous étions tous fatigués et il me semblait qu'il me serait complètement impossible d'aller plus loin. Personne d'entre nous n'eut de vomissement, mais nous avions presque tous le cœur sur les lèvres. Comme ceux qui sont atteints par le mal de mer, j'étais d'une indifférence complète pour moi et pour les autres, et je ne désirais qu'une chose, c'était de rester immobile. Les Anglais qui nous suivaient parurent encore plus éprouvés que nous, l'un d'eux fut obligé de s'arrêter et ne tarda pas à rebrousser chemin. Les deux autres n'atteignirent le sommet qu'avec beaucoup de peine.

L'arête qui relie le Dôme du Gouté au sommet du Mont-Blanc, paraît presque horizontale vue de Chamonix et cependant en réalité elle est extrêmement raide. Son inclinaison sur toute son étendue oscille entre 45° et 50°. Elle est partout très-étroite et sa largeur ne dépasse presque nulle part trente à quarante centimètres. A droite et à gauche, on domine d'effroyables précipices qui descendent à l'est sur le Grand-Plateau, et à l'ouest dans la vallée de Courmayeur. C'est sur ce chemin qu'il faut marcher trois heures pour arriver à la calotte ; c'est là qu'il faut dépenser le plus de forces, et que le refroidissement intérieur est aussi le plus considérable. Heureusement qu'un vent frais venu du couchant dissipe en partie notre malaise. Au milieu de la montée, les nausées disparaissent et je me sens mieux quoique très-faible. Enfin après avoir taillé des centaines de marches dans la neige durcie, et escaladé plusieurs pentes dont la déclivité est telle qu'on voit toujours les clous des souliers des guides qui sont devant nous, nous arrivons à une petite lame de glace longue de trois mètres environ, qui touche au sommet, mais qui est littéralement tranchante. Il faut en abattre la crête à coups de hache pour y poser le pied, et nous arrivons enfin sur l'arête en dos d'âne, longue de dix à quinze mètres qui forme le sommet du Mont-Blanc. Là nous nous asseyons avec bonheur sur une des rides de neige que le vent y avait formée.

Je ne ressentais plus aucune espèce de malaises, mais l'essoufflement était extrême dès que je voulais faire quelques pas un peu vite. Le moindre mouvement m'occasionnait des palpitations désagréables. Un de mes compagnons, qui n'avait rien ressenti jusqu'alors, fut pris subitement, dès qu'il arriva au sommet, de tournoiements de tête et de vomissements presque continuels qui ne cessèrent qu'en redescendant sur le Grand-Plateau. Son estomac était vide, aussi ne rendait-il que des matières glaireuses et bilieuses avec des efforts très pénibles. Rien ne parvint à arrêter ce trouble de l'estomac ; une seule chose paraissait améliorer sa position, c'était de petits fragments de glace pure qu'il parvenait à avaler de temps en temps. Son pouls était très-agité, très-misérable et le thermomètre placé sous sa langue dépassait à peine + 32° !

Le soleil était chaud, l'atmosphère assez calme, aussi fut-ce avec surprise que je constatai que la température de l'air était de — 9°. La vue était splendide, mais toutes les basses régions et le fond des vallées étaient cachés par une mer de nuages s'étendant à perte de vue. Nous restâmes près de deux heures au sommet pour faire les expériences dont je parlerai plus loin. Au repos, je me sentais parfaitement bien quoiqu'il me fût impossible de prendre la moindre nourriture.

Mais tout à coup, un vent d'ouest s'élève avec violence, les nuages s'amoncellent de tous côtés et il nous faut fuir au plus vite pour échapper au mauvais temps. Nous ne suivons pas nos traces du matin, la descente des arêtes étant trop dangereuse, mais nous nous dirigeons vers le côté de l'est, c'est-à-dire vers le Mur de la Côte et le Corridor. Ce Mur est une paroi de glace haute de 400 pieds et inclinée de 50 degrés. Un brouillard épais nous enveloppe de toutes parts, nous pouvons à peine y voir à quelques mètres de distance et il nous faut pourtant atteindre le bas de cette pente rapide dans laquelle nous taillons sans interruption deux cents marches. Puis nous cheminons péniblement au milieu d'un labyrinthe de crevasses et de séracs, et enfin, après quelques heures, grâce à la sagacité réellement incompréhensible de nos guides, nous nous retrouvons, au milieu du Grand-Plateau, sur nos traces du matin. Le brouillard est toujours très-épais et la neige tombe à flocons serrés et fins, mais notre tâche est rendue à présent facile par la piste que nous pouvons aisément suivre. La neige s'est beaucoup ramollie et nous avancons en enfonçant jusqu'à mi-jambe. La descente se fait cependant rapidement, et sur les rampes qui nous ont demandé tant de peine en montant, nous nous asseyons tous à la file les uns des autres et nous glissons avec la rapidité d'un *express* au milieu d'une avalanche de neige que nous poussons avec nous. A quatre heures et demie, nous arrivons aux Grands-Mulets et, après un instant de repos, nous nous remettons en route pour Chamonix où nous entrons à huit heures et demie du soir.

§ III.

SECONDE ASCENSION.

La seconde ascension se fit dans des conditions infiniment meilleures que la première. Le temps était splendide et complètement sûr. Des Grands-Mulets, le coucher du soleil fut admirable; aucune plume ne pourrait en donner même une faible idée. Le 26 août, comme il faisait assez chaud, nous pûmes partir de très bonne heure, c'est-à-dire à minuit et demi. La neige était fortement gelée et bonne pour la marche, et un clair de lune éclatant nous permettait d'y voir aussi bien qu'en plein jour. L'ascension se fit en suivant la même direction que la première fois mais bien plus rapidement. Nous n'éprouvâmes presque pas de malaises, si ce n'est un sommeil de plomb, en montant la pente qui conduit au Dôme. Jamais, je n'ai rien éprouvé de pareil, et je suis sûr d'avoir dormi en marchant. Mais arrivé sur l'arête, l'air frais et des frictions de neige sur le front firent passer cette congestion. A six heures et quart nous étions tout près du sommet, le soleil venait de se lever sur les plaines de l'Italie et nous eûmes tout-à-coup le spectacle unique de l'ombre du Mont-Blanc se projetant en un cône violet immense sur un ciel bleu clair!

Je me sentais beaucoup mieux qu'à la première ascension. J'avais même de l'appétit et je pus manger quelques morceaux avec plaisir. Cependant l'essoufflement au moindre mouvement était toujours intense. L'un de nos compagnons éprouva de fortes nausées, une inappétence complète, mais n'eut pas de vomissements.

Nous restâmes deux heures au sommet, par une température

de — 3°, et nous y répétâmes toutes mes expériences. L'air était vif, mais l'atmosphère la plus pure permettait à l'œil d'embrasser très-distinctement un horizon immense depuis les Alpes Maritimes, jusqu'aux montagnes du Tyrol, et depuis les Apennins qui fuyaient vers le sud, jusqu'aux plaines de Lyon et de la Bourgogne qui paraissaient bleues comme une mer.

Nos travaux terminés et ce magnifique panorama gravé pour toujours dans la mémoire, nous redescendons rapidement par le Mur de la Côte et le Corridor. La chaleur était terrible dans ces vallées de neige, le soleil ardent, et les avalanches de glaces descendaient à chaque instant dans certains couloirs qu'il nous fallait absolument traverser pour arriver aux Grands-Mulets. Nous les franchîmes cependant heureusement, et à quatre heures du soir, nous étions à Chamonix, rapportant une bonne moisson d'observations, mais aussi, malgré le voile, des lèvres et un nez fortement endommagés par la terrible reverbération du soleil sur les pentes de neige. Cette réflexion de rayons solaires, surtout des rayons chimiques et calorifiques par les neiges et les glaces, et principalement par les neiges fraîches, fait éprouver aux parties non suffisamment garanties de véritables brûlures du premier degré, avec rougeur érysipélateuse et souvent formation d'ampoules remplies de sérosité.

Dans l'intervalle de ces deux ascensions, j'ai passé deux fois le col du Géant, et avant mon retour à Lyon, j'ai encore escaladé d'autres sommités secondaires pour vérifier les résultats que j'avais obtenus, au point de vue des troubles, que le séjour ou la marche à de grandes hauteurs peut amener dans différentes fonctions physiologiques. Les instruments qui nous ont servi dans ces recherches sont : l'anapnographe de Bergeon et Kastus, pour la respiration ; le sphygmographe de Marey, et enfin pour la température intérieure du corps, des thermomètres spéciaux maxima de Walferdin, à bulle d'air, à index, construits par

Baudin, et permettant d'apprécier facilement les 100es de degré.

A mesure qu'on s'élève d'une basse région à une altitude très-considérable, le trouble de certaines fonctions devient de plus en plus grand. A peine appréciable en allant de Lyon à Chamonix (1), c'est-à-dire en passant d'une hauteur de 200 mètres à une altitude de 1,000 mètres, il est au contraire très-sensible de Chamonix aux Grands-Mulets (de 1050 mètres à 3050 mètres). Plus sensible encore des Grands-Mulets (3050 mètres) au Grand-Plateau (3932 mètres); enfin, ce désordre devient très-remarquable du Grand-Plateau aux Bosses-du-Dromadaire (4,556 mètres), et au sommet de la calotte du Mont-Blanc (4,810 mètres).

Nous allons donc passer en revue les variations que subissent la respiration, la circulation et la température intérieure du corps prise sous la langue aux différentes altitudes, soit pendant la marche, soit après un temps de repos convenable.

§ IV.

Respiration.

Depuis Chamonix jusqu'au Grand-Plateau (de 1,050 mètres à 3,932 mètres), les troubles de la respiration sont peu marqués chez ceux qui savent marcher dans les hautes montagnes, qui tiennent la tête baissée pour diminuer l'orifice laryngien, qui respirent la bouche fermée en ayant soin de sucer un corps inerte, tels qu'une noisette ou un petit morceau de quartz, ce qui augmente notablement la salivation et empêche le dessèchement des voies aériennes. De Chamonix au Grand-Plateau, le nombre des mouvements respiratoires est à peine modifié ; nous trouvons au repos 24 par minute comme à Lyon et à Chamonix;

(1) Toutes les hauteurs dont il est fait mention dans ce travail, sont évaluées en mètres. Elles sont presque toutes prises dans la superbe carte du Mont-Blanc, par le capitaine Mieulet, de l'état major français. Paris, 1865.

mais du Grand-Plateau aux Bosses-du-Dromadaire et au sommet, nous trouvons 36 mouvements par minute. La respiration est très-courte et très-gênée même quand on reste immobile ; il semble que les muscles soient enraidis, et que les côtes soient serrées dans un étau. Au sommet, le moindre mouvement amène de l'essoufflement ; mais après deux heures de repos, ces malaises disparaissent petit à petit. La respiration redescend à 25 par minute, mais elle reste toujours pénible.

Les changements des tracés graphiques fournis par l'anapnographe sont des plus remarquables. On sait que les courbes données par cet instrument sont en quelque sorte, les unes positives, les autres négatives, suivant qu'elles se forment au-dessous ou au-dessus d'une ligne des zéros — 0 — 0 — qui représente

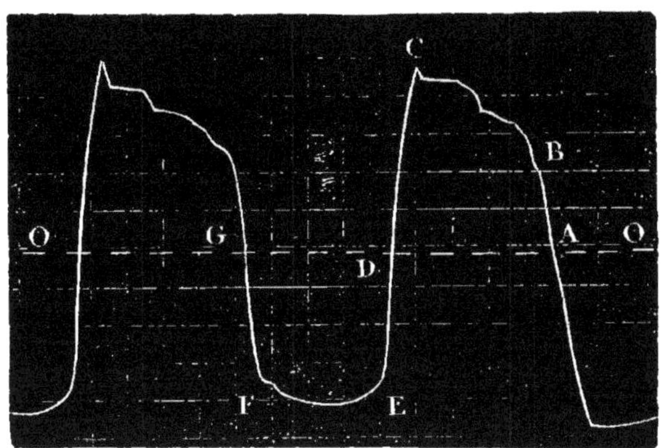

Lortet. — Tracé respiratoire pris à Lyon (fig. 1.)

le temps d'arrêt entre l'inspiration et l'expiration, le moment où la plume est tout à fait verticale En examinant le graphique respiratoire pris à Lyon, on voit que l'aire circonscrite par G F E D représente l'inspiration, et l'aire D C B A l'expiration. On voit que l'inspiration commence par un mouvement assez rapide représenté par la ligne G F. Ce mouvement augmente encore un peu lentement, puis diminue peu à peu jusqu'en E, et se traduit par la ligne courbe F E. A partir de E, il cesse brusquement suivant E D. — L'expiration se fait ensuite très-vite — D C — puis diminue tout à coup, mais de très-peu, mouvement qui est représenté par le petit crochet qu'on voit au C, il persiste ensuite un certain temps jusqu'en B, où il cesse plus ou moins subitement comme le montre B A. — En comparant entre eux les trois tracés ci-joints, pris absolument dans les mêmes conditions à Lyon, aux

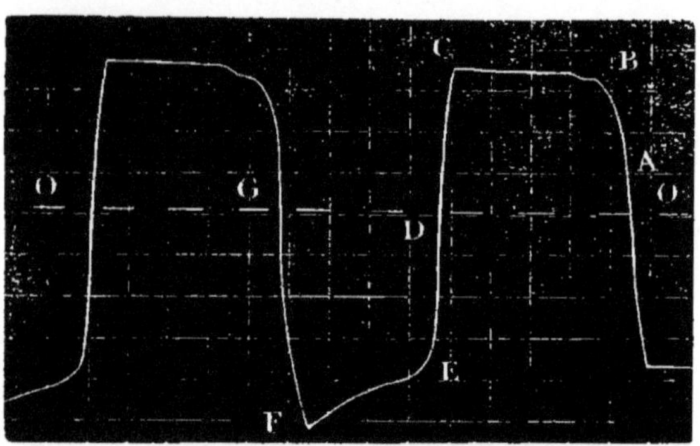

Lortet. — Tracé respiratoire pris aux Grands-Mulets, après 1 heure 1/2 de repos (fig. 2.)

Grands-Mulets et au sommet du Mont-Blanc, on peut constater facilement, grâce aux divisions du papier, que :

1° La quantité d'air inspiré et expiré au sommet du Mont-Blanc est moins grande qu'aux Grands-Mulets, et à cette dernière station qu'à Lyon.

2° Que le temps de durée de l'inspiration comparé à celui de l'expiration est beaucoup plus petit au sommet du Mont-Blanc qu'aux Grands-Mulets et qu'à Lyon. Ainsi dans le premier cas (fig. 3), ce rapport peut être représenté par G E : D A, c'est-à-dire par 3 1/2 : 5 1/2 ; tandis qu'aux basses altitudes (fig. 1 et 2), il est représenté par le rapport 4 : 5. C'est là une différence capitale très-constante et qui frappe immédiatement le regard.

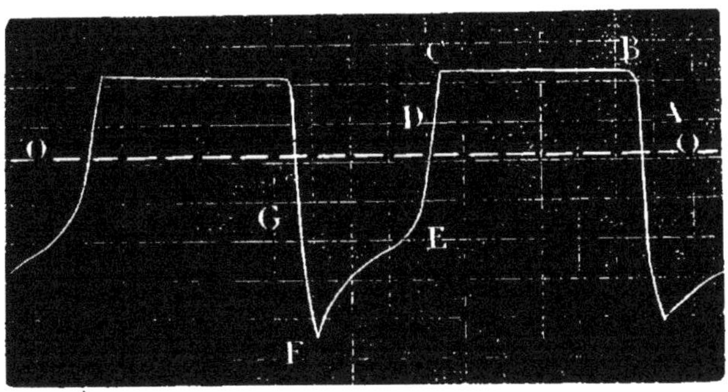

Lortet. — Tracé respiratoire pris au sommet du Mont-Blanc, après 1 heure 1/2 de repos (fig. 3.)

3° Au sommet du Mont-Blanc, l'inspiration est d'abord brusque — G F —, mais elle ne se maintient pas; elle baisse d'abord assez rapidement — F E —, puis très-brusquement — E D; l'expiration est peu étendue — D C —, mais elle se maintient très-longtemps avec une égale énergie — C B —; puis enfin cesse tout à coup— B A. L'expiration au sommet du Mont-Blanc est très-prolongée. L'air inspiré l'est en très-petite quantité, et comme cet air est soumis à une très-basse pression, la quantité d'oxygène mise dans un temps donné en contact avec le sang est nécessairement très-petite.

§ V.

Circulation.

Pendant l'ascension, quoique la marche soit excessivement lente, la circulation est accélérée d'une façon extraordinaire. A Lyon, étant au repos et à jeun, le nombre moyen de mes pulsations est de 64 par minute. En montant de Chamonix au sommet du Mont Blanc, il s'élève progressivement, suivant les altitudes, à 80, 108, 116, 128, 136; et enfin, en grimpant la dernière arête qui conduit des Bosses-du-Dromadaire au sommet, à 160 et quelquefois davantage. Ces arêtes, il est vrai, sont des plus raides, elles ont de 45 à 50 degrés d'inclinaison; mais la lenteur de la marche est très-grande. On fait en général trente-deux pas par minute et souvent bien moins quand il faut tailler continuellement des marches. Le pouls est fébrile, précipité et misérable. On sent que l'artère est presque vide. La moindre pression arrête le courant dans le vaisseau. Le sang doit passer très-rapidement dans les poumons, rapidité qui augmente encore la mauvaise oxygénation qu'il a subie déjà, à cause de la raréfaction de l'air. Il n'a pas le temps de recevoir convenablement l'action de l'oxygène, et il n'a pas le temps non plus d'expulser entièrement son acide carbonique. A partir de 4,500 mètres, les veines des mains, des avant-bras et des tempes sont distendues. La face est pâle avec une légère teinte de cyanose, et tout le monde, même les guides acclimatés à ces hautes régions, ressent une lourdeur de tête et une somnolence souvent très-pénibles, dues probablement à une stase veineuse dans le cerveau ou à un défaut d'oxygénation du sang.

Même après deux heures d'un repos complet au sommet et à jeun, le pouls reste toujours entre 90 et 108 pulsations par minute.

Le sphygmographe appliqué au poignet, après une heure de repos, montre une tension extrêmement faible et un dicrotisme des plus prononcés. D'après M. Marey, ce défaut de tension doit tenir à ce que, par suite du mouvement musculaire, l'écoulement du sang se fait plus rapidement à travers les petits vaisseaux.

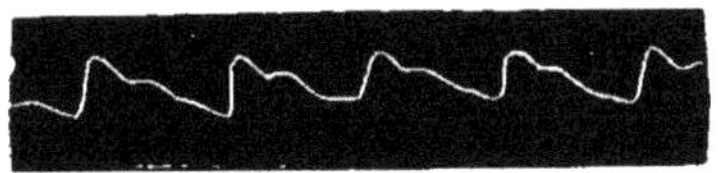

Tracé sphyg. normal de M. Chauveau à Lyon (fig. 4.)

Nous donnons ici comme exemple de ces troubles circulatoires une série de beaux tracés sphygmographiques, que nous devons à l'amitié de M. le professeur Chauveau ; ils ont été pris soit sur lui-même, soit sur son guide Cupelain, pendant son ascension au Mont-Blanc en **1866.** On voit, figure **4**, un type des tracés sphygmographiques de M. Chauveau pris dans la plaine ; la pulsation atteint brusquement son summum d'intensité, puis elle décroît doucement en formant généralement deux ondulations de dicrotisme très-marqué.

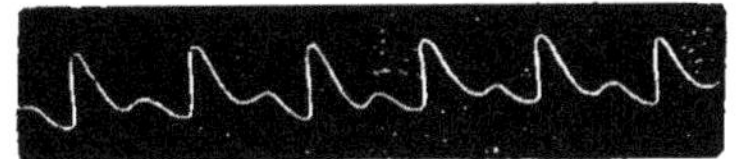

Tracé pris sur M. Chauveau au sommet du Mont-Blanc en 1866 (fig. 5.)

D'après le tracé n° 5 pris par le même observateur au sommet du Mont-Blanc, on voit que l'aspect des courbes a complètement changé. L'artère se remplit bien encore brusquement de sang, mais elle se vide aussi avec une grande rapidité ; la courbe descendante est presque verticale et nous avons de plus une ondulation énorme de dicrotisme. Ce tracé est un type de ceux qui sont donnés par une tension artérielle très-faible. Il est tout à fait semblable à celui qu'on peut observer dans certaines fièvres continues, dans les fièvres typhoïdes, par exemple.

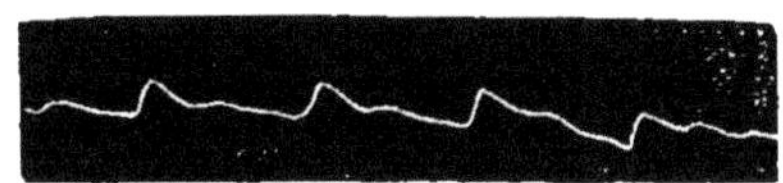

Cupelain. — Chamonix (fig. 6.)

La série de Cupelain est extrêmement intéressante et instructive à étudier. Ce guide est un jeune homme de 27 à 30 ans, très-fort, très-grand, très-agile. Il escalade les rampes les plus

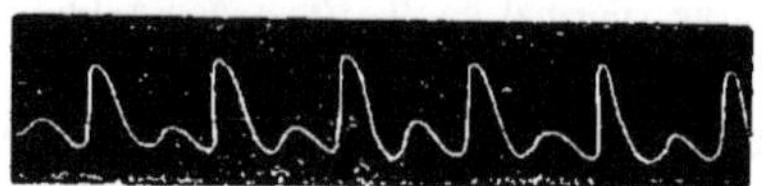

Cupelain. — Grands-Mulets, après un repos (fig. 7.)

escarpées sans efforts pénibles, et comme guide des hautes régions, il monte très-souvent sur le Mont-Blanc et sur d'autres cimes élévées. L'accoutumance, pour lui, semble donc complète; nous verrons cependant que, quoique les malaises ne se traduisent point chez lui par des symptômes violents, le trouble de certaines fonctions physiologiques n'en est pas moins très-réel.

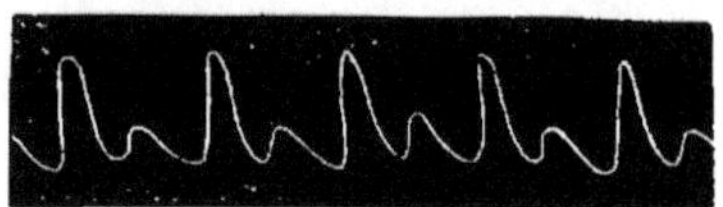

Cupelain. — Grands-Mulets à minuit, 1/2 heure avant le départ (fig. 8).

A l'état normal (fig. 6) nous avons affaire à un pouls régulier, assez lent. L'artère est bien pleine et se gonfle graduellement; la pulsation dure un certain temps, car le sommet est arrondi. L'artère se vide très-lentement et présente une courbe de dicrotisme assez marquée. Aux Grands-Mulets (fig. 7), après un repos convenable, le pouls est encore très-accéléré, la tension est très-faible dans l'artère, et ce qu'il y a surtout de remarquable, c'est une courbe de dicrotisme énorme. Toujours aux Grands-Mulets, à minuit et demi, avant de partir, quoiqu'il y ait eu plusieurs heures de repos et de sommeil, ces caractères sont encore exagérés (fig. 8). Le pouls a conservé sa fréquence et la courbe du dicrotisme est encore plus grande que dans le tracé précédent.

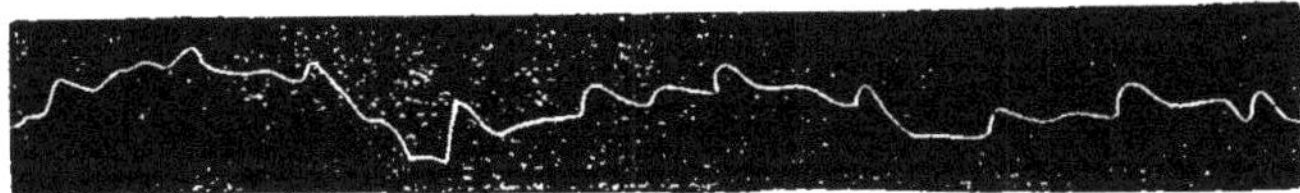

Cupelain. — Sommet du Mont-Blanc (fig. 9).

Au sommet du Mont-Blanc, peu de temps après l'arrivée, le pouls de Cupelain présente des caractères extrêmement remarquables. La pulsation (fig. 9) est peu énergique, le dicrotisme est encore prononcé, mais l'est beaucoup moins qu'aux Grands-Mulets. Mais ce qui frappe le plus, c'est l'influence vraiment extraordinaire des mouvements respiratoires. Même sur une artère aussi excentrique que la radiale, l'inspiration et l'expiration se traduisent par une série d'ondulations ascendantes et descendantes des plus prononcées.

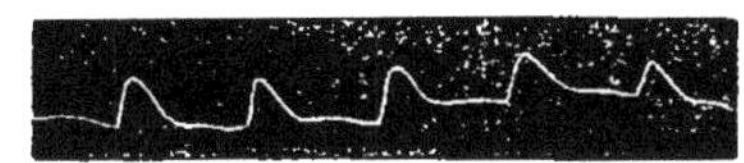

Cupelain.— Sommet après un long repos (fig. 10).

Après un long repos, le pouls de Cupelain diminue non seule- de fréquence, mais change aussi de caractère. La pulsation est toujours brusque, cependant elle l'est beaucoup moins qu'aux Grands-Mulets. Au lieu de se vider rapidement, le sang s'écoule avec beaucoup plus de lenteur, et le dicrotisme, quoique sensible, est cependant très-peu accusé (fig. 10).

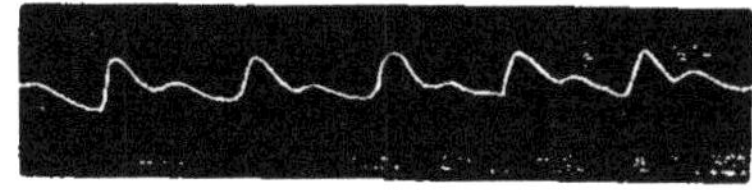

Cupelain.—Chamonix le lendemain de l'ascension (fig. 11).

Le lendemain matin de l'ascension, après une nuit de complet repos, le pouls de Cupelain n'est pas revenu (fig. 11) à son état normal. Il est encore beaucoup plus fréquent, la tension est toujours assez faible dans l'artère qui se remplit brusquement. La courbe du dicrotisme est beaucoup plus visible qu'à l'état de calme complet, comme on peut s'en convaincre en comparant les deux tracés des figures 6 et 11.

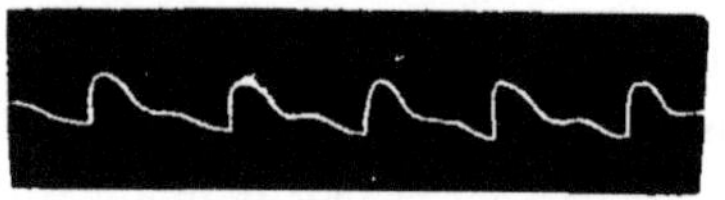

Lortet à Lyon (fig. 12).

Mon pouls a été aussi profondément modifié pendant mes deux ascensions au Mont-Blanc. Il présente de plus quelques particularités qui le différencient des précédents. A l'état normal (fig. 12), l'artère est bien pleine, la pulsation se fait rapidement, puis dure un certain temps, ce qui explique cette courbe en dôme qui couronne les monticules. Puis le vaisseau se vide graduellement en donnant une courbe de dicrotisme assez sensible.

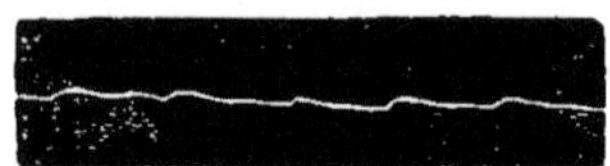

Lortet. — Grands-Mulets, à l'arrivée (fig. 13.)

Aux Grands-Mulets, peu d'instants après l'arrivée, mon pouls est extrêmement fréquent ; il est très-petit, serré et misérable (fig. 13). Les pulsations si nettes de tout à l'heure sont réduites maintenant à de petits monticules coniques séparés par des lignes légèrement courbes. Nous avons là le type d'un pouls d'algidité à grande fréquence.

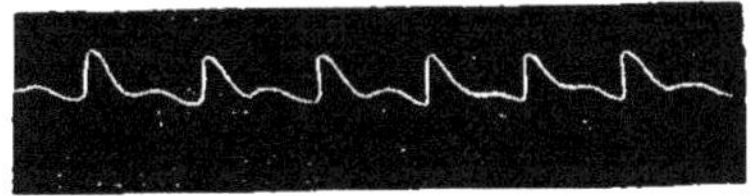

Lortet. — Grands-Mulets, après 1 heure de repos (fig. 14).

Après une heure d'un repos complet aux Grands-Mulets et à jeun, le tracé de mon pouls se rapproche beaucoup de celui donné par Cupelain. Il est toujours aussi fréquent, mais la forme du graphique (fig. 14) a beaucoup changé. Le sang est revenu dans l'artère en quantité plus considérable, quoique la tension soit toujours très-faible ; l'artère se vide rapidement et la courbe du dicrotisme se montre beaucoup mieux qu'à l'état normal.

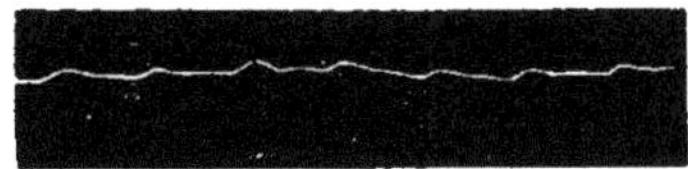

Lortet. — Sommet du Mont-Blanc, en arrivant (fig. 15).

En arrivant au sommet du Mont-Blanc, après quelques instants de repos, nous avons encore un pouls très-rapide, très-misérable (fig. 15). Un pouls d'algidité qui correspond, en effet, à l'état de nausée et de malaise qu'on éprouve en atteignant la cime.

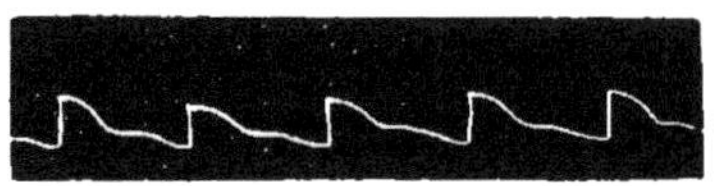

Lortet. — Sommet du Mont-Blanc, après 2 heures de repos (fig. 16).

Après deux heures de repos complet au sommet, ce pouls change de caractère et subit des transformations réellement remarquables (fig. 16). L'état de nausée a disparu, l'artère s'est remplie de nouveau, le nombre des battements du cœur s'est abaissé. La pulsation artérielle acquiert tout d'un trait son maximum d'intensité; puis le sang s'écoule lentement en donnant lieu à une espèce de plateau incliné très-singulier. L'artère se vide ensuite plus rapidement et donne lieu à un très-léger dicrotisme.

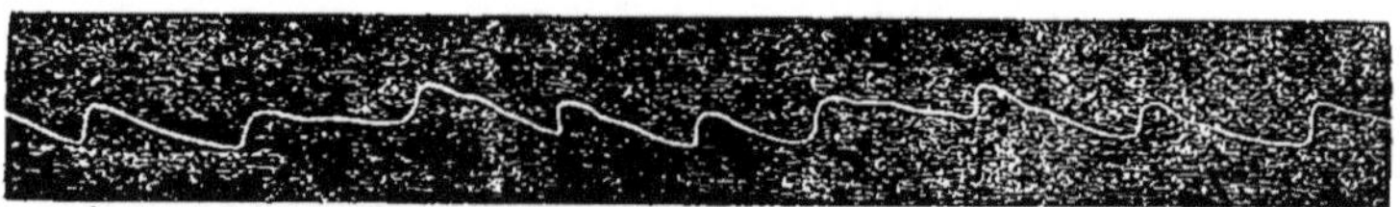

Lortet. — Lendemain matin à Chamonix (fig. 17).

Ce trouble de la circulation persiste longtemps chez moi. Le lendemain matin de l'ascension, après une excellente nuit d'un sommeil réparateur, mon pouls a beaucoup baissé comme fréquence, mais il est irrégulier comme on peut le voir (figure 17.) Les pulsations sont fortes et énergiques, et l'écoulement du sang dans l'artère a lieu très-lentement et avec un dicrotisme peu prononcé. Les courbes ne reprennent entièrement leurs formes normales chez moi (fig. 12) qu'après deux jours de repos complet.

Lorsque le sphygmographe est appliqué sur des sujets atteints du mal des montagnes, on a des courbes, comme nous l'avons déjà dit, qui ressemblent tout à fait à celles auxquelles M. Marey a donné le nom de courbes d'algidité. Le pouls est si misérable que le ressort de l'instrument est à peine soulevé. Cela seul indiquerait déjà un refroidissement général du corps, refroidissement que nous verrons constaté par les recherches les plus exactes et les plus minutieuses.

§ VI.

Sécrétions.

Les sécrétions ne m'ont rien offert de particulier. Les urines ne contiennent ni sucre, ni albumine, et sont notablement diminuées, presque taries. Je n'ai pu malheureusement m'assurer si la quantité d'urée restait la même.

§ VII.

Température du corps.

La température intérieure du corps a été prise avec le plus grand soin aux différentes altitudes. Le thermomètre était placé sous la langue, l'orifice buccal étant toujours hermétiquement fermé et la respiration ne s'effectuant que par le nez. Le thermomètre employé était un maxima à index, de Walferdin, permettant d'apprécier entre + 30 et + 40 les centièmes de degré. La présence de l'index rendait la lecture facile et empêchait toute erreur. L'instrument a toujours été laissé en place pendant quinze minutes au moins, temps bien plus que suffisant pour lui permettre d'atteindre sa hauteur maxima.

A jeun et exactement dans les mêmes conditions, *pendant la marche*, la décroissance de la température intérieure du corps est très-remarquable, *elle est à peu près proportionnelle* à l'altitude à laquelle on se trouve. C'est ce qu'il est facile de constater par le tableau suivant résumant les observations faites sur moi-même pendant mes deux ascensions au Mont-Blanc, les 17 et 26 août 1869 :

Lortet. — Température prise sous la langue.

LIEUX	altitude en mètres.	Ascension du 17 août.		Ascension du 26 Août.		Température de l'air.		Nombre de pulsat. par minutes en marchant.
		immob	marche	immob	marche	17 Août.	26 Août.	
Chamonix..........	1000	36.5	36.3	37.0	35.3	+ 10.1	+ 12.4	64
Cascade du Dard....	1500	36.4	35.7	36.3	34.3	+ 11.2	+ 13.4	70
Chalet de la Para....	1605	36.6	34.8	36.3	34.2	+ 11.8	+ 13.6	80
Pierre-Pointue......	2049	36.5	33.3	36.4	33.4	+ 13.2	+ 14.1	108
Grands-Mulets......	3050	36.5	33.1	36.3	33.3	— 0.3	— 1.5	116
Grand-Plateau......	3932	36.3	32.8	36.7	32.5	— 8.2	— 6.4	128
Bosse-du-Dromadaire.	4556	36.4	32.2	36.7	32.3	— 10.3	— 4.2	136
Sommet du Mont-Blanc	4810	36.3	32.0	36.6	31.8	— 9.1	— 3.4	172

On peut donc constater que pendant les efforts musculaires de l'ascension, la température du corps peut baisser, lorsque l'on s'élève de 1050 mètres à 4810 mètres, de 4° centigrade et même de 6° en négligeant les fractions, abaissement énorme pour les mammifères dont la température était réputée constante ! Dès que l'on s'arrête pendant quelques minutes, la température remonte brusquement tout près de son chiffre normal. Au sommet du Mont-Blanc, cependant, où tout le monde éprouve un peu de malaise, il a fallu près d'une demi-heure pour que le thermomètre atteignît sa hauteur habituelle.

Ce refroidissement n'est évidemment pas dû à l'évaporation et au courant d'air froid qui passe rapidement pendant la marche dans les voies aériennes. En restant immobile et en respirant aussi vite que si l'on montait, le même courant d'air froid se produit dans les fosses nasales et la trachée, et pourtant aucun refroidissement n'est perceptible au thermomètre placé sous la langue.

Pour que ce phénomène remarquable de l'abaissement de la température intérieure du corps se produise, il n'est pas nécessaire de s'élever à une grande hauteur. Depuis mon retour à Lyon j'ai constaté qu'en montant rapidement une des nombreuses rampes à escaliers qui conduisent à Fourvières ou à la Croix-Rousse, on a régulièrement, si l'on a soin de ne mettre en place le thermomètre qu'après avoir marché pendant quelques minutes, un abaissement qui varie presque toujours de 3 à 7 dixièmes de degré centigrade.

Ces données ne sont plus vraies pendant le travail de la digestion. Alors, malgré des efforts que l'ascension nécessite, la température se maintient à 36° et atteint même 37,3 comme j'ai pu le constater au col du Géant. L'influence de la nourriture ne se fait pas sentir très-longtemps. Une heure à peine après avoir mangé, le corps se refroidit de nouveau par les efforts.

D'où provient cet abaissement de température ? — A l'état de repos et à jeun, l'homme brûle les matériaux de son sang et la chaleur développée est employée tout entière à maintenir sa température constante au milieu des variations de l'atmosphère. — En plaine et par des efforts mécaniques modérés, l'intensité des combustions respiratoires, comme l'a montré M. Gavarret, augmente proportionnellement à la dépense des forces. Il y a *transformation de la chaleur en force mécanique*, mais à cause de la densité de l'air et de la quantité d'oxygène inspiré il y a assez de chaleur formée pour subvenir à cette dépense.

Dans la montagne, au contraire, surtout à de grandes altitudes et sur des pentes neigeuses très-raides, où le travail mécanique de l'ascension est considérable, il faut une quantité de chaleur énorme pour être transformée en force musculaire. Cette dépense de force *use plus de chaleur que l'organisme ne peut en fournir*, de là le refroidissement sensible du corps, et ces haltes fréquentes qu'il faut faire pour *se réchauffer*. Quoique le corps soit brûlant, quoiqu'il soit souvent tout en transpiration, il se refroidit en montant, parce qu'il use trop de chaleur et que la combustion respiratoire ne peut en fournir une quantité suffisante à cause du peu de densité de l'air ; cette raréfaction de l'air fait qu'à chaque inspiration il entre dans les poumons moins d'oxygène à une grande hauteur que dans la plaine.

La rapidité de la circulation est encore une cause de refroidissement, le sang n'ayant pas le temps de s'oxygéner convenablement dans les vésicules pulmonaires.

Les expériences de M. Béclard (1) établissent nettement que lorsque la contraction musculaire exécute un travail mécanique, il se produit dans le muscle une quantité de chaleur plus faible que lorsqu'une contraction de même nature n'est point accompagnée d'effets mécaniques extérieurs.

En 1843, MM. Andral et Gavarret (2) ont démontré qu'à la température moyenne de Paris, et dans l'espace d'une heure, un homme adulte de bonne constitution brûle 12 grammes de carbonn, et par conséquent produit 22 litres d'acide carbonique, qui dans un temps égal doivent être éliminés par le poumon. La chaleur produite par la transformation du carbone en acide carbonique ne représente que les *huit dixièmes* de la chaleur totale produite par les actions chimiques accomplies dans les capillaires généraux ; le reste est fourni par la combustion de l'hydrogène des matériaux organiques du sang.

Lorsque les muscles exécutent un travail utile, il y a comme toujours transformation de la chaleur en force mécanique, transformation qui s'opère par voie d'équivalence, à raison d'une unité

(1) Béclard : *Traité de physiologie*, p. 434.

(2) Gavarret : *Dict. des sciences médicales*, t. III, p. 410.

de chaleur ou d'une calorie pour 425 kilogrammètres ou pour 425 unités de travail effectués. Toutes les fois qu'il élève un kilogramme à 425 mètres de hauteur, ou 425 kilogrammes à un mètre de hauteur, l'homme brûle plus de matériaux organiques qu'il n'en faut pour maintenir sa température propre, et cet excès de combustion, dont l'effet thermique est nul, représente une quantité de chaleur transformée en force mécanique capable d'élever d'un degré la température d'un kilogramme d'eau.

Lorsqu'un homme adulte, dit M. Gavarret (1), bien constitué, du poids de 75 kilogrammes, s'est élevé, à pied, à 2000 mètres de hauteur, il a effectué ainsi un travail *utile* de 150,000 kilogrammètres, représentant 353 unités de chaleur dont l'effet thermique est nul, *transformées tout entières* en force mécanique et fournies par les combustions respiratoires. Les huit dixièmes de cette chaleur transformée provenant de la combustion du carbone, la création de la force mécanique correspondant au travail *utile*, accompli pendant l'ascension, nécessite la production de 65 litres d'acide carbonique, en sus de 22 litres de ce gaz que l'homme forme, par heure, dans ses capillaires pour maintenir sa température. Les conséquences de la production d'une aussi grande quantité d'acide carbonique dans l'économie se présentent d'elles-mêmes.

A une grande hauteur, les mouvements respiratoires et circulatoires s'accélèrent non-seulement pour rendre possible l'absorption d'une quantité convenable d'oxygène, mais aussi pour débarrasser le sang de l'acide carbonique qu'il tient en dissolution. Mais cette exhalation gazeuse, bien que très-activée, n'est plus suffisante pour maintenir la composition normale du sang qui reste sursaturé d'acide carbonique ; de là, la céphalalgie occipitale, les nausées, une somnolence irrésistible et un refroidissement

(1) Gavarret, loco citato, p. 411.

encore plus considérable dont souffrent ordinairement voyageurs et guides, à partir de 4,000 ou 4,500 mètres d'altitude.

La théorie de la transformation de la chaleur en force mécanique explique parfaitement le *refroidissement thermométrique* que le corps éprouve quand, on s'élève à une certaine hauteur par les efforts musculaires.

Prenons pour exemple un corps humain pesant 75 kilogrammes, et supposons que pendant l'ascension, aucune combustion ne vienne rétablir la perte de chaleur subie ; supposons encore que tout le travail mécanique soit utilement employé, c'est-à-dire qu'il n'y en ait aucune partie de perdue en glissades, en faux pas, etc.

Lorsque ce corps se sera élevé de 1000 mètres, la quantité de travail accompli sera représentée par 75 + 1000 ou 75,000 kilogrammètres.

Comme l'équivalent mécanique de la chaleur est de 425 kilogrammètres pour chaque unité de chaleur, pour avoir la quantité de chaleur absorbée pendant ce travail d'ascension de 1000 mètres, nous aurons $\frac{75,000}{425} = 176$ unités de chaleur. Si nous admettons que la chaleur spécifique du corps humain soit égale à celle de l'eau, c'est-à-dire égale à 1, et si nous représentons cette chaleur spécifique par C ; si nous nommons X l'abaissement de température du corps, nous aurons : quantité de chaleur perdue par le corps $= 75 + C + X$, ou $176 = 75 + X$, ou $X = \frac{176}{75}$, ou $X = 2,3$.

Donc, l'abaissement de température du corps résultant de la chaleur absorbée par un travail de 75,000 kilogrammètres, effectué dans une ascension de 1000 mètres, serait de 2°,3 centigrades, en supposant qu'aucune combustion ne vînt réparer, au moins en partie, cette perte de chaleur. Mais il est évident qu'en réalité cette combustion existe et qu'une partie de la chaleur dépensée est reconstituée au fur et à mesure de son absorption.

Mais nous avons vu, par l'étude que nous avons faite des troubles respiratoires et circulatoires, combien cette combustion est gênée à une certaine altitude, et combien elle est incomplète.

De plus, il est évident aussi, que toute la force dépensée est loin d'être utile à cause des faux pas et de la mollesse des neiges. La quantité de chaleur usée doit donc être énorme, le refroidissement considérable et difficilement combattu par la combustion respiratoire.

On voit donc, ces divers éléments du problème étant bien pesés, que ce refroidissement de quatre degrés centigrades et quelques dixièmes, pour l'ascension du Mont-Blanc, n'est nullement extraordinaire puisque ce chiffre donne un degré centigrade et quelques dixièmes par mille mètres d'élévation, quantité très-rapprochée de 2°,3 centigrades que nous donne la théorie physique, lorsqu'on ne tient pas compte des combustions respiratoires.

Les malaises connus sous le nom de mal des montagnes et qui ont atteint, avec une grande intensité, deux de mes compagnons sont donc dus surtout au refroidissement considérable du corps et peut-être aussi à une viciation du sang par l'acide carbonique.

Quand on est en état de digestion, le refroidissement devient presque nul, probablement à cause de l'accélération de la circulation soit générale, soit capillaire, et peut-être aussi à cause d'une absorption extrêmement rapide des matières alimentaires. C'est ce qui explique l'habitude pratique qu'ont les guides de faire manger toutes les deux heures environ. Malheureusement, à partir de 4,500 mètres, l'inappétence devient telle qu'il est presque impossible d'avaler quelques bouchées de nourriture.

La grande loi mise en évidence par les beaux travaux de Meyer, de Joule et de Tyndall, nous semble donc également vraie, et pour les corps vivants et pour les machines construites par la main de l'homme : *chaleur* et *mouvement* ne sont que des modes différents d'une même force.

(Extrait du *Lyon médical.*)

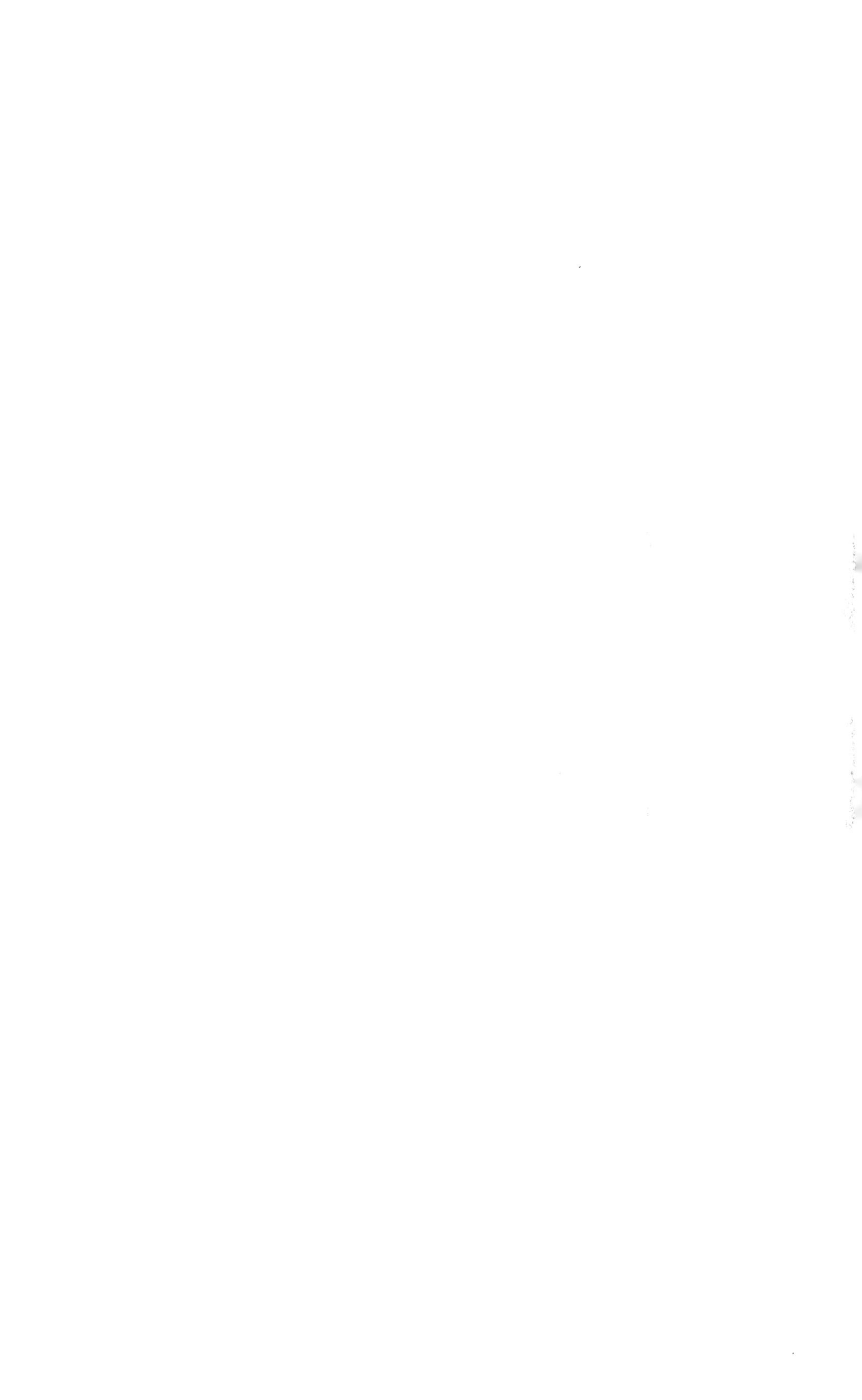

www.ingramcontent.com/pod-product-compliance
Ingram Content Group UK Ltd.
Pitfield, Milton Keynes, MK11 3LW, UK
UKHW021024200726
13857UKWH00004B/1563